T_c^{41}
180.

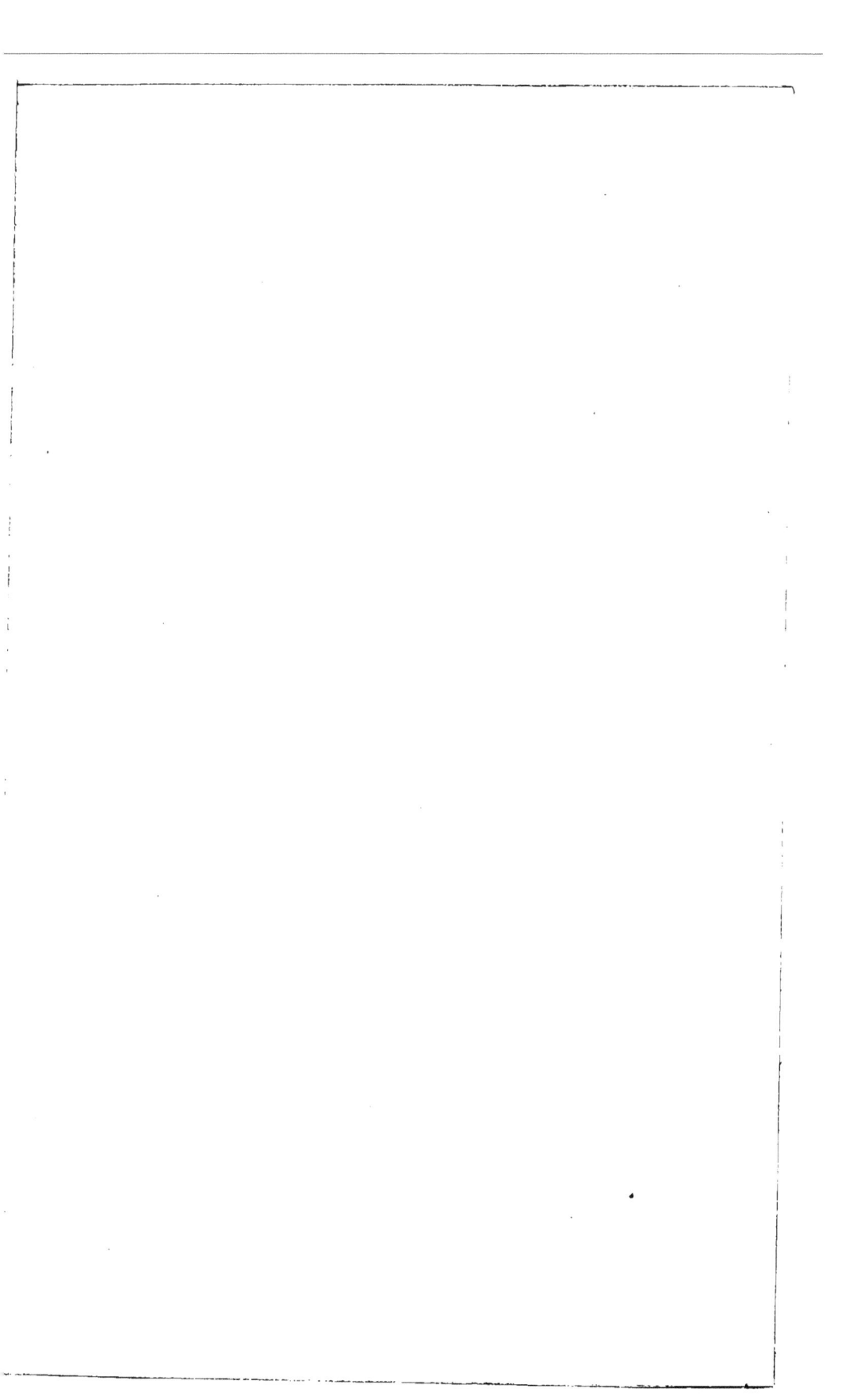

MÉMOIRE

SUR L'INSALUBRITÉ

DES

EAUX ALIMENTAIRES

DE LA VILLE DE NEVERS

PAR

LE Dr RANQUE.

NEVERS,

IMPRIMERIE FAY, G. VALLIÈRE, SUCCESSEUR,

Rue du Rempart, 2, et place de la Halle.

—

1884

MÉMOIRE

SUR L'INSALUBRITÉ

DES

EAUX ALIMENTAIRES

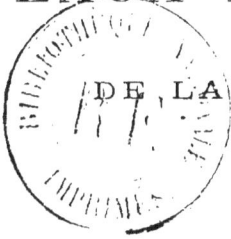

DE LA VILLE DE NEVERS

PAR

LE Dr RANQUE.

NEVERS,

IMPRIMERIE FAY, G. VALLIÈRE, SUCCESSEUR,

Rue du Rempart, 2, et place de la Halle.

—

1884

MÉMOIRE

SUR L'INSALUBRITÉ

DES EAUX ALIMENTAIRES

DE LA VILLE DE NEVERS.

Je me propose d'étudier la question des eaux alimentaires de la ville de Nevers. Mais avant d'aborder la question elle-même, il m'a semblé nécessaire d'exposer un certain nombre de faits qui démontreront jusqu'à quel point la mauvaise qualité des eaux peut influer sur la santé publique.

*
* *

Au mois de septembre 1882 éclatait tout-à-coup à Auxerre une épidémie de fièvre typhoïde qui, dans l'espace de huit à dix semaines, frappait 800 personnes et en tuait 92 sur une population qui n'est que de 16,000 habitants.

C'était un vrai désastre... Auxerre, ville construite sur le sommet d'une montagne, est un lieu éminemment salubre, et depuis trente ans, au dire du docteur Dionis, l'on n'y avait point vu une seule épidémie typhoïde.

Cette épidémie de 1882 présentait dans son mode d'invasion et dans son allure des caractères extrêmement singuliers.

Elle apparaissait subitement, atteignait en même temps un

très-grand nombre de personnes, frappait furieusement certains quartiers, certains établissements, certaines maisons et en épargnait d'autres, sans que rien expliquât cette préférence... Je me trompe, toutes les personnes qui buvaient de l'eau de puits ou de l'eau ne provenant pas de la *source Valan*, par laquelle la ville était à cette époque *en partie alimentée, n'étaient pas touchées par l'épidémie.*

De deux couvents placés côte à côte, l'un, riche et peu peuplé, boit de l'eau de Valan ;... l'autre, encombré et très-pauvre, boit de l'eau d'un puits : celui-ci n'a pas un malade ; l'autre, en dépit des conditions les plus favorables, en compte un grand nombre.

Auxerre a deux casernes, l'une *intra* et l'autre *extra muros :* cette dernière, qui est à ce moment encombrée, après les grandes manœuvres, de 8,000 soldats fatigués, mais qui boivent de l'eau d'Yonne, n'a pas un typhoïque ; l'autre, qui n'a que peu de monde, mais qui boit de l'eau de la ville, est infectée par la maladie.

Bref, partout où l'on boit l'eau de la source Valan l'épidémie sévit ; partout où l'on s'en abstient on est indemne.

Le docteur Dionis lui-même, l'historien du fléau auxerrois, n'échappe, dit-il, à l'affection que grâce à l'obligation où il est, pour cause de dyspepsie, de consommer exclusivement de l'eau minérale.

Assez heureux pour se trouver préservé, il se livre à une enquête et constate ce qui suit :

La source de *Valan*, située à six kilomètres d'Auxerre, est captée dans une grotte qui est surmontée par un plateau. Sur ce plateau sont installées deux fermes séparées par une cour commune qui correspond exactement à la grotte et où sont déposés les fumiers.

Or, quinze jours avant que n'éclate l'épidémie d'Auxerre,

la fille de l'un des cultivateurs valans était prise de fièvre typhoïde très-grave, donnant lieu à des selles abondantes qu'on jetait tout naturellement sur le fumier ; et le docteur Dionis, ainsi que ses confrères les médecins auxerrois, n'hésitèrent pas à conclure que les infiltrations de ces matières infectieuses à travers le sol poreux étaient l'origine et la cause de l'empoisonnement de la source et de l'éclosion de la fièvre typhoïde à Auxerre.

L'Académie, à laquelle le docteur Dionis communiqua ces faits, admit elle-même cette conclusion, et je ne crois pas qu'il soit légitimement permis de la repousser. Du reste, le docteur Dionis avait fait une expérience confirmative en jetant sur le sol qui surplombe la grotte des matières liquides odorantes ou colorées ; dans une fontaine située à trente mètres du rocher étaient apparues après quelques minutes ou l'odeur ou la coloration caractéristique : donc la filtration avait eu lieu.

Ainsi, des déjections typhoïdes déposées sur le sol, à l'origine de la source dont Auxerre était, en septembre 1882, presque exclusivement alimentée, ont traversé le terrain, infecté cette source, et les déjections d'une seule personne ont suffi pour communiquer à 800 individus la maladie dont 92 sont morts.

*
* *

Autre fait. Il y a plus de vingt ans, *longum œvi spatium*, c'est-à-dire au début de ma pratique médicale, j'eus à soigner une épidémie typhoïque très-grave dans le village de C... Ce village, peuplé de 250 à 300 habitants, et bâti sur un coteau calcaire (terrain jurassique à gryphées arquées très-perméable), s'alimente à une fontaine qui jaillit dans le fond d'un étroit vallon, Un hameau situé tout en face, sur le côté opposé, s'abreuve également à cete source... Un jeune garçon de ferme, atteint de fièvre tyhoïde, revient se faire soigner dans sa famille.

Le lieu où il avait contracté sa maladie était situé à plus de deux lieues de là, et dans C... ou autour de C... pas un seul cas alors n'existait... Cependant, en cinq ou six semaines, soixante personnes ou plus du village furent atteintes ; le hameau voisin eut des cas nombreux, et plusieurs malades succombèrent. Détail singulier : une ferme importante, située au voisinage de la source, mais qui buvait l'eau d'un puits, n'eut dans son personnel nombreux pas un seul cas d'infec·tion, tandis qu'une maison isolée et une petite agglomération, située à deux ou trois kilomètres de C..., sur le bord du ruisseau issu de la source eurent plusieurs malades, dont un mourut.

Dans les fermes et dans les hameaux disséminés tout autour et à petite distance du village, il ne fut pas question de la maladie. Inutile de dire que les déjections du premier malade, de même que celles provenant des cas qui se déclarèrent ultérieurement, étaient jetées sur les amas de fumier, et que tout cela, par suite de la déclivité et de la porosité du sol, filtrait dans la direction de la source. Ainsi le village, le hameau, les habitations éloignées, qui boivent l'eau de la fontaine de C.. , subissent l'atteinte d'une maladie dont les habitants du voisinage sont absolument préservés... Voilà donc encore un exemple, qui me paraît indéniable, de la propagation de la maladie typhoïde par l'intermédiaire des eaux potables.

*
* *

A Auxerre, comme à C..., la contagion par l'air ou la contagion par contact semblent avoir joué un rôle peu considérable, puisque les personnes seules qui ont bu l'eau infectée ont été atteintes, tandis que celles qui s'en étaient abstenues furent indemnes.

Cependant, il ne faut pas oublier que si, pour certaines maladies intestinales (le typhus, le choléra, la dyssenterie), la propagation épidémique par les germes contenus dans l'atmosphère est d'ordinaire peu active, dans certaines circonstances néanmoins elle peut s'exercer : ainsi, le séjour continu dans l'air confiné d'une chambre de malade, ou l'exposition immédiate et prolongée à un foyer d'infection, tel que des matières fécales ou animales en putréfaction, engendrent certainement la maladie... Nous en voyons tous les jours des preuves; mais actuellement nous n'avons à nous préoccuper que de la propagation par les eaux.

Voici une observation publiée par le docteur Geswind, médecin-major au 13e de ligne, qui montre avec évidence ce double fait du développement des miasmes typhoïques par des fosses d'aisances mal installées et, ce qui surtout nous intéresse en ce moment, de la transmission de la maladie par les eaux potables.

Un bataillon, caserné à Romorantin, est atteint tout-à-coup par une épidémie typhoïde : il n'y a pas dans la ville un seul cas, il n'y a pas dans le bataillon un seul nouvel arrivé ayant pu importer la maladie .. Beaucoup d'hommes sont frappés. Le major Geswind soupçonne comme étant le point de départ du mal des fosses d'aisances situées à proximité de la pompe qui alimente le bataillon ; et, en effet, en les déplaçant, on fait cesser immédiatement la propagation du fléau qui, d'ailleurs, n'avait atteint personne en ville, si ce n'est deux femmes, lesquelles fréquentaient assidûment la caserne.

Le développement de la maladie par les fermentations putrides et la propagation par l'eau se montrent ici en toute évidence, et j'aurai plus tard à faire usage de ces faits qu'on pourrait multiplier indéfiniment.

C'est d'ailleurs la conclusion à laquelle sont arrivés, à la suite de longues et minutieuses enquêtes aux Indes et dans la

Grande-Bretagne, les médecins anglais. Pour eux, en ce qui concerne les diverses variétés de typhus, le choléra, la dyssenterie, des matières fécales ou animales en putréfaction seraient le point de départ et l'eau serait le principal agent de propagation des germes miasïques ; ils ont accumulé les preuves.

La compagnie Lambeth, chargée d'alimenter plusieurs quartiers de Londres, puisait à la Tamise, dans la traversée intra-urbaine du fleuve, l'eau qu'elle distribuait et qu'elle avait, au reste, la prétention de filtrer et de rendre complètement inoffensive. Eh bien, les quartiers alimentés par elle étaient incessamment ravagés par le typhus *fèver*; de plus, en 1832, les cas mortels de choléra y furent de douze pour mille habitants; de treize pour mille en 1854, la mortalité étant seulement de trois pour mille dans les quartiers qu'alimentait l'eau prise en amont.

Depuis que ces prises d'eau intra-urbaine ont été supprimées, la santé publique s'est considérablement améliorée, et les affections typhoïdes, notamment, ont presqu'entièrement disparu.

La ville d'Exter, qui puisait son eau dans une partie contaminée de la rivière d'Exe, perdit par la chaleur, en 1832, trois cent quarante-sept personnes sur mille qui furent atteintes.

L'eau ayant été, depuis lors, prise à deux lieues en amont, il n'y eut en 1849 que quarante-quatre cas de choléra et le typhus *fèver* avait également cessé de décimer les habitants.

A Alger, en 1866, à l'hôpital du Dey, où pas un seul cas de choléra ne s'était montré jusqu'alors, bien que la ville fût infectée, on apporte pour y être lavés des vêtements de cholériques. Le lavoir communiquait par des fissures avec le puits où l'hôpital s'abreuvait; aussitôt nos sœurs infirmières et plusieurs autres personnes furent atteintes et succombèrent.

Je pourrais citer bien d'autres faits, mais je termine par celui-ci :

En septembre 1883, les eaux étant très-basses, une petite épidémie typhoïde éclatait dans la Tour-Goguin : une dizaine de personnes furent atteintes, et deux, à ma connaissance, succombèrent ; cependant, rue du Singe, place Mossé, sur le quai, il n'y eut à ce moment pas un seul cas, que je sache. Or, les habitants de la Tour-Goguin boivent tous l'eau d'un puits situé à quelques mètres de l'ancien rempart très-rapproché, par conséquent, du ruisseau de la Passière, par lequel il est indubitablement alimenté et qui, à cette époque, était fort bas ; les immondices de ce ruisseau malpropre, dont les boues venaient d'être remuées par un curage, n'ont-elles pas été la cause et l'eau du puits n'a-t-elle pas été l'agent propagateur de la maladie ?

Au reste, la conférense internationale, réunie à Vienne en 1874, adoptait à l'unanimité la proposition suivante : « Le choléra peut être propagé par les boissons, et notamment par l'eau. »

Or, ce qu'elle disait du choléra peut tout aussi justement s'appliquer au typhus, aux fièvres intermittentes, à la dyssenterie.

*
* *

Les faits qui précèdent, et que j'ai multipliés peut-être outre mesure, montrent avec une évidence absolue qu'une eau souillée par des ordures, par des débris d'animaux, par des germes morbides, est l'agent le plus ordinaire et le plus redoutable de la propagation d'un bon nombre de maladies épidémiques.

Cela étant établi, je puis aborder sûrement la question qui est le véritable objet de cette étude, celle des eaux alimentaires de la ville de Nevers.

Je vais examiner sans passion, sans parti pris, avec le seul désir d'être utile, ce que sont, au point de vue de la salubrité, les eaux qui alimentent notre ville.

Elles ont, comme chacun sait, une double origine et sont distribuées par deux réservoirs : l'un, celui du Carrefour, alimenté par la source de Veninges, donne une eau qu'il n'y a pas lieu, jusqu'à un certain point, de considérer comme insalubre, le captage étant fait sur la source même et ne recevant en chemin aucune infiltration.

L'autre, le réservoir Saint-Gildard, reçoit la source Jeunot et l'eau qu'une pompe à vapeur puise dans la Loire, un peu au-dessus du pont du chemin de fer; l'eau de la source Jeunot étant absolument insuffisante, c'est en réalité avec l'eau de Loire, ou plutôt avec le mélange des eaux de la Loire et de la Nièvre qu'est alimentée la plus grande partie de la ville... Or, je le dis sans hésitation, s'il s'était rencontré jamais une assemblée municipale assez cruellement facétieuse pour mettre au concours la proposition que voici : « Chercher et déterminer dans quelles conditions et par quel moyen l'on peut procurer aux habitants de Nevers l'eau la plus impure, la plus souillée et en vérité la plus dégoûtante », l'auteur du système actuel eût été sans conteste le lauréat du concours, car il est impossible de réaliser plus complètement la solution de ce problème paradoxal.

Dira-t-on que j'exagère ? Je vais examiner les choses par le menu.

***

A tout seigneur tout honneur. Voici le port de Médine, formé par la réunion de la Nièvre et de l'ex-ruisseau de l'Eperon, qui n'est plus dans sa partie subsistante que le résultat des infiltrations de la Loire et des terrains avoisinant.

Ce que recouvre de boues infectes et de matières putrides ce joli port de Médine est inénarrable ; un curage effectué il n'y a pas longtemps nous l'a fait voir, et notons que c'est tout au plus si l'on a écrêmé cette lie... Quelques tombereaux ont été enlevés, mais il en reste, et du meilleur.

Viennent les basses eaux et la chaleur, il y aura là un foyer incomparable de fermentations putrides et de productions miasmatiques dont la ville profitera.

Poursuivant notre excursion, nous voici dans l'ancien port formé par l'embouchure de l'Eperon, qui se développe entre les rues de la Poissonnerie et des Corderies (rive gauche), les rues des Pàtis et du Ravelin (rive droite). Ici le spectacle est navrant ; du haut du *Pont-Madame* on en peut jouir à son aise. Cet ancien port n'est plus qu'un bourbier puant, un marécage infect dont les boues émergent presqu'en toute saison et laissent apercevoir çà et là les débris les plus immondes : déchets culinaires, cadavres d'animaux, putrilages de toutes sortes, sans compter les cabinets d'aisances *suspendus* (ni plus ni moins que les fameux jardins de Babylone) qui déversent ostensiblement et de tous côtés dans la rivière la totalité de leurs recettes.

Les rues de la Poissonnerie, du Rivage, des Corderies et du Ravelin rivalisent dans cette hygiénique contribution. Et quand ces water-closets populaires ne se déchargent pas directement dans la rivière, on peut être certain que leurs infiltrations y parviennent intégralement.

Puis (toujours sur l'Eperon) vous trouvez l'établissement Guenard, dont les vidanges prennent assurément le même chemin ; plus loin les maisons du bas du champ de foire, dont chacune invariablement possède au bord du cours d'eau sa petite installation *ad usum secretum*.

Il y a bien aussi, je crois, une tannerie qui doit livrer au fil de l'eau pas mal de ces débris que tel compatriote de Vercingétorix pourrait ne pas trouver sales, mais qui, pour nous Nivernais, sont positivement dépourvus de propreté et de salubrité.

Mais laissons là l'Éperon qui, du reste, coupé en deux par le canal de dérivation, n'est plus désormais qu'un fossé de drainage pour les prairies du voisinage, et revenons à la Nièvre.

Peu de rivières, dans un parcours aussi restreint (12 ou 15 lieues au plus) sont peuplées sur leurs rives d'un nombre aussi considérable d'agglomérations petites ou grandes ; de sorte qu'on peut dire qu'en réalité elle est souillée et infectée durant tout son trajet ; mais pour n'exagérer rien, et nous rappelant seulement que la source de Valan, située à 6 kilomètres d'Auxerre, contagionnée par une seule personne malade, a pu, malgré cette distance, déterminer dans la ville une épidémie très-étendue et très-grave, nous considérerons comme des quantités négligeables (style Ferry) Prémery, Sichamps, Poiseux, Guérigny, Demeurs, Urzy, etc., etc., et nous prendrons les choses à Pont-Saint-Ours (5 kilomètres de Nevers).

* *

Ce n'est en aucune façon s'égarer dans le domaine de l'hypothèse et de la fantaisie d'admettre que l'eau contaminée à Pont-Saint-Ours peut venir occasionner à Nevers quelques maladies épidémiques, témoin le fait d'Auxerre.

Si l'on m'objecte que les principes contagieux disséminés dans un volume d'eau considérable perdent vraisemblablement toute puissance nocive, je réponds d'abord que souvent les eaux sont extrêmement basses ; que leur volume, par suite, est tout à fait réduit, et en second lieu que l'énergie des agents infectieux est vraiment prodigieuse. Ainsi, la pointe d'une lancette humectée d'une solution d'une goutte de vaccin dans cinq cents gouttes d'eau produit presqu'à coup sûr l'inoculation vaccinale ; une goutte de sang putréfié, dissoute dans un million de gouttes d'eau, inoculée à un lapin, le tue avec une grande rapidité, et je n'inoculerais pas d'un cœur léger quelques atomes de la solution d'une goutte de pus morveux ou syphilitique dans un seau d'eau. Certains poisons agissent à des doses infinitésimales : un milligramme d'atropine a suffi parfois pour produire un empoisonnement mortel, et peut être suffit-il d'une bactérie, d'un vibrion, d'une molécule infectieuse transmise par l'air ou par l'eau pour déterminer la fièvre typhoïde, le choléra, la dyssenterie.

Du reste, à partir du Pont-Saint-Ours, les foyers d'infection, les éléments de contamination s'accumulent.

La rivière est bordée d'habitations, de moulins, d'usines ; Coulanges avec son cimetière, qui déverse tous ses égouts dans la Nièvre ; le Pont-Patin, La Pique qui, par son ruisseau, y apporte toutes ses impuretés ; la fonderie, grâce à ces messieurs, a disparu, et heureusement nous n'avons plus rien à craindre de ce côté; mais le cimetière est proche et la pente déverse à la rivière toutes ses émanations ; puis voici le faubourg Sainte-Vallière, qui borde la rive d'une série de petites guérites dont la destination n'est certainement pas de mettre à l'abri des personnages armés. Ici, la rivière se divise: sur le bras nord, voici le séminaire dont les égouts, parfaitement en évidence, charrient, je crois, toute autre chose que de la myrrhe ou du cynnamome, puis un cou·vent... Mais passons...

Du haut des deux petits ponts qui traversent la rue de Nièvre, si l'on jette les yeux en amont et en aval, le spectacle est véritablement écœurant: pas une des maisons bordant la rivière qui ne montre, appliqué à ses flancs, une sorte de placard suspendu, dont l'usage par malheur n'a rien de mystérieux... et il en est ainsi tout le long des rues de la Boullerie et du Petit-Versailles, sans compter les déjections de deux ou trois tanneries. Le bras sud, de son côté, décrit une courbe gracieuse à partir des moulins, baigne, en la fertilisant, une jolie prairie, et arrive sous le feu des maisons *entre deux eaux.*

Un grand hôtel étale au-dessus de l'eau, sans aucune modestie, les vastes ressources qu'il met à la disposition des besoins urgents de ses clients, et la rivière seule sait, la pauvrette, ce qu'à de certains jours il lui pleut de manne de ces réduits.

Plus loin, sur le champ de foire, la municipalité insatiable et ne trouvant pas suffisants les produits indigènes sollicite l'importation de matières étrangères : de superbes water-closets, bien en vue et en situation, appellent l'attention et suscitent la confiance des nombreux étrangers que les foires attirent, et la rivière reçoit discrètement ce que ces hôtes généreux veulent bien nous abandonner ; ajoutons à cela les habitations du champ de foire, dont pas une ne néglige d'offrir son obole à la rivière.

Enfin, les deux bras de la Nièvre contournent et enveloppent la rue des Pâtis : or, les gens de ce quartier populeux n'ont en aucune façon, que je sache, fait vœu de continence intestinale, et c'est dans cette rivière infortunée que tout s'épanche et se dissout...

Dieu soit loué ! voici le port, le port de Médine, où nous parvenons enfin, la rivière et moi, elle souillée, polluée, contaminée, et moi lassé et quelque peu honteux de semblables descriptions.

.*.

Voilà donc réunies dans l'estuaire commun, au-dessus du pont de Gêne, ces eaux qui ont reçu tant de débris, de déjections et de souillures; un égout provenant de la ville (*summa injuria*) vient encore déboucher là et apporter un riche tribut d'ordures; de telle sorte qu'au point où nous en sommes, cette masse liquide qui constitue la Nièvre n'est pas en réalité de l'eau, mais une dilution de toutes les choses les plus abjectes, les plus infectes, les plus corruptibles, et par conséquent les plus capables d'engendrer (doctrine des Anglais, des Allemands et de la plupart des médecins français), d'engendrer, dis-je, les maladies les plus graves ou tout au moins d'en développer et d'en multiplier les germes.

Et c'est précisément ce liquide qu'à 300 mètres plus bas, ni plus ni moins, un appareil aspirateur va saisir, pomper et distribuer aux habitants de la cité... Je me trompe : avant cette opération, la jonction de la Loire et de la Nièvre s'est accomplie, et sans doute le fleuve lui-même va diluer et affaiblir tous ces germes et tous ces miasmes !...

Hélas! regardez en amont :

A cinq cents mètres à peine de l'embouchure nivernienne, vous apercevez ces deux fabriques de noir qui manipulent des milliers de kilogrammes d'os recouverts de chairs putréfiées et qui sans doute n'épargnent pas au fleuve un atome de leurs macérations infectes, de sorte que la Loire ne fait qu'ajouter ses impuretés à celles de son affluent... Et voilà, gens de Nevers, ce que l'on nous fait boire !

« Mais pas du tout, exclame immédiatement l'habile et sympathique directeur de la Compagnie des eaux.

» Ce que nous vous donnons, ce n'est pas cela le moins du monde. Ce n'est pas une solution d'ordures combinée avec une macération de ces objets qui, selon le mot du grand Bossuet, n'ont plus de nom dans aucune langue... Ce que je me permets de livrer à votre consommation, c'est l'eau la plus inaltérée, la plus pure, la plus salubre : c'est de la rosée...

» En arrivant à la machine, elle est, il est vrai, quelque peu souillée, mais toutes précautions sont prises, et vos intérêts, c'est-à-dire vos santés, sont absolument sauve-gardés... Nous filtrons !! »

Ah ! vous filtrez ! très-bien...; mais voyons un peu votre système.

⁂

Quand l'ingénieur Grissot de Passy, à qui la ville deman-dait et qui s'était engagé à lui fournir de l'*eau de source*, se fut trompé à ce point, sur le débit des fontaines de Veninges et de Jeunot, que les hectolitres prévus, à l'inverse du miracle de Cana, se réduisirent en litres, et qu'il fallut de nouveau, pour faire face au déficit, recourir à cette eau de Loire qu'on voulait abandonner pour cause d'insalubrité, il ne se dissimula aucunement qu'en établissant en aval, au point où elle se trouve, la prise d'eau, il allait compromettre gravement la santé des habitants, puisqu'il livrait à leur usage une eau parvenue au maximum possible d'altération...; et en homme intelligent, désireux à la fois de sauvegarder les intérêts de la compagnie concessionnaire qui le payait et de ménager la susceptibilité des gens qu'il était chargé d'abreuver, il voulut, en dépensant le moins possible, se donner au moins l'apparence de purifier, en la filtrant, l'eau destinée à la consommation des habitants, et voici comment il s'y prit :

A cent cinquante mètres au-dessous du grand pont de Loire, à deux cents mètres tout au plus du dessous du confluent de la Nièvre et du fleuve, dans le banc de sable qui longe la jetée, il fit pratiquer une fouille; on alla jusqu'au sol ferme : dans cette tranchée, sur une base en maçonnerie solide, on installa un cylindre en fonte percé de trous, à sommet fermé en coupole et représentant une gigantesque chaudière (cinq mètres de diamètre) renversée... Cela fut enveloppé d'un manchon de gros cailloux, puis d'un second de gros gravier, puis d'un autre de graviers fins, et le tout se trouve immergé d'un banc de sable où est faite l'installation.

Les cailloux retiennent le gros gravier, celui-ci le gravier menu; ce dernier empêche la pénétration des sables fins, et c'est à travers ces couches multiples que l'eau filtrant parvient jusqu'à la chaudière, laquelle, par un large tuyau de fonte, est mise en rapport avec l'appareil aspirateur..., puis l'eau projetée dans un autre tuyau traverse le pont de Loire, les rues Saint-Genest, du Midi, de la Gare, et parvient enfin au réservoir Saint-Gildard, d'où M. Merle, nouveau Neptune, la distribue aux habitants avec une parcimonie bien compréhensible quand il s'agit d'un liquide aussi précieux.

.*.

Tel est bien, n'est-ce pas, messieurs de la Compagnie des eaux, votre système? Tel est exactement le procédé à l'aide duquel vous avez la prétention de filtrer et d'assainir les eaux destinées à l'alimentation de la ville de Nevers?

Avant qu'elle ne parvienne au consommateur, l'eau du bassin Saint-Gildard a dû traverser une couche de vingt ou même, si vous le voulez, de cinquante mètres de sable; ce qui est, dites-vous, plus que suffisant pour que ledit consommateur se déclare entièrement rassuré, pour qu'il se proclame complètement satisfait...

Eh bien! j'en suis fâché, votre filtre est insuffisant, il est même ridiculement insuffisant... Certes, je ne conteste pas que, grâce à ce filtrage fallacieux, je ne sois prémuni contre l'éventualité de voir surgir au fond de ma carafe la rotule de

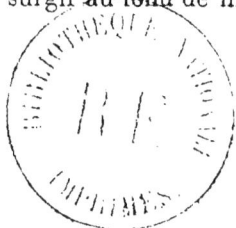

défunt Azor, la fourrure d'un angora décédé ou quelque légume indigéré de la rue des Pâtis... Mais les produits solubles qui résultent de la putréfaction de toutes ces ordures! mais ces infiniment petits dont les plus volumineux n'ont pas deux millièmes de millimètre de diamètre..., ces bactéries, ces vibrions, ces atomes terriblement infectieux qui sont nés ou ont pullulé au sein de tous ces détritus, pensez-vous qu'ils ne puissent cheminer à travers les pores et les conduits capillaires que représente votre filtre sablonneux ?

Ce sont pour eux, en vérité, de grandes routes ; pas un n'est arrêté au passage... pour retenir les corpuscules producteurs de la maladie charbonneuse, qui sont, si je ne me trompe, les plus volumineux des microbes connus, il fallait que Chauveau interposât un filtre composé de trois doubles superposés de papier Joseph ; encore ne réussissait-il pas toujours, et le liquide transsudé communiquait parfois la maladie.

A Auxerre, les déjections d'une typhoïque ont traversé une couche de terrain presque compacte, à pores bien autrement serrés que votre couche de sable, et ces déjections ont suffi pour infecter à six kilomètres de distance 800 personnes dont 92 ont succombé.

Dans l'observation du major Geswind, une couche épaisse de terrain est interposée, et cependant les infiltrations fécales suffisent pour apporter à la pompe d'alimentation les germes infectieux... Dans ma propre observation, une distance de trois ou quatre cents mètres sépare les habitations de la fontaine commune; et pourtant, à travers ce terrain calcaire, les souillures des malades arrivent et communiquent l'infection typhoïque à bon nombre de ceux qui s'abreuvent à cette source.

Il est donc de toute évidence que votre filtrage est absolument inefficace, et si, dans les conditions où votre pompe fonctionne, il existait à un moment donné, dans ce mélange des eaux de la Nièvre et de la Loire dont elle s'alimente, des germes infectieux, ils arriveraient certainement jusqu'à votre appareil aspirateur et la ville serait atteinte.

Dans son long trajet à travers les agglomérations voisines et les faubourgs, la Nièvre, qui a balayé tant d'immondices, vidangé tant de fosses d'aisances, ne laisse certes pas échapper non plus les déjections infectieuses ; les miasmes typhiques, cholériques ou autres, pouvant émaner des quelques milliers d'individus qui peuplent ses rives, ne seront pas perdus pour nous; la pompe à feu nous les fera parvenir, et quand ces miasmes n'existeront pas, la rivière les créera... Ces immondices, ces débris, ces ordures qu'elle a accumulés, au moment de la chaleur et des basses eaux, fermenteront, se putréfieront et deviendront un terrain admirablement propice à l'éclosion et à la multiplication des germes malfaisants que contient l'atmosphère, et le réservoir Saint-Gildard nous en fera bénéficier.

.˙.

En résumé, jamais eau plus malsaine n'a été livrée à la consommation, et il n'est pas une ville, pas un bourg, pas un village qui consentît à user d'une boisson aussi affreusement et manifestement souillée et contaminée : cadavres en décomposition, matières fécales et, en temps d'épidémies, déjections infectieuses, rien ne manque à ce tableau repoussant.

Et maintenant je me demande comment une administration municipale a pu se rencontrer qui ait permis au détriment de la santé publique cette violation flagrante des lois les plus élémentaires de l'hygiène ? comment une grande ville a pu subir aussi longtemps sans protester unanimement qu'on portât, à ce point, atteinte à l'un de ses intérêts les plus précieux ?

Je sais bien que les choses étant faites ainsi, la compagnie concessionnaire des eaux était dispensée d'entreprendre des travaux dispendieux pour satisfaire à l'engagement qu'elle avait pris de fournir à la ville des eaux salubres ; mais que, pour sauvegarder les intérêts d'une société malavisée, on ait foulé aux pieds, en matière d'hygiène publique, toutes les données de la science et tous les instincts du plus simple bon sens, voilà ce qui confond, en vérité, la raison.

.*.

Il y a trois ans (1882) une épidémie cruelle de fièvre typhoïde frappait la ville de Nevers; les premiers cas éclatèrent sur le versant oriental des Montapins, sous le vent d'une flaque d'eau saturée des débris de l'abattoir et que le bas niveau du fleuve empêchait de s'écouler... (peut-être même les puits de ce quartier descendent-ils jusqu'au niveau de la Loire et sont-ils alimentés par elle) ;... puis tout le long des bras de la Nièvre, réduite à un niveau infime et dont les vases à découvert se putréfiaient, des cas nombreux se produisirent et, sous l'influence de ces eaux méphitiques que puisait et distribuait la *machine*, l'épidémie devint générale... Vingt personnes et plus succombèrent ; si la crue des eaux ne fût survenue, la ville eût été ravagée. Au reste, il n'y a pas d'année où la fièvre typhoïde ne sévisse parmi nous.

Les villes du voisinage sont presque absolument indemnes, tandis que chez nous cette fièvre constitue une endémie meurtrière qui chaque année emporte un certain nombre d'existences.

Au moment même où j'écris, des cas nombreux existent, dont quelques-uns fort graves. Et s'il advenait une épidémie cholérique, chose non impossible, avec toutes ces déjections morbides, filtrant à la rivière, où en serions-nous ?

J'ajoute que, quand bien même il n'y aurait pas ici une grave question de santé publique, il est des répugnances que l'on doit respecter.

Ces eaux où viennent de macérer les choses innomables de chez MM. Valette et Cie, qui viennent de vidanger tous les cabinets d'aisances des faubourgs, qui viennent de se saturer de toutes les ordures des riverains et des égouts de deux ou trois cimetières, n'est-il pas révoltant qu'on nous les fasse boire ?

En vérité, il s'agit ici d'un péril public, et volontiers je m'écrierais comme faisait en pareille occurrence l'ancienne Rome : *Caveant consules ;* mais où sont nos consuls, où sont nos administrateurs ?

Où sont les hommes sages, prudents, ménagers des deniers publics, soucieux des vrais intérêts de la cité et qui ne soient pas hantés perpétuellement par des velléités purement somptuaires ?

Ces idées de bonne et utile administration, peut-être le conseil municipal qui vient de naître en est-il imbu ; je le souhaite et je le pense... En tout cas, je me permettrai de lui dire, avec le respect qui est dû aux édiles de la cité : Vous avez pour mission d'embellir, mais vous avez pour mission, avant tout, d'assainir.

Avant les travaux de luxe, vous devez faire passer les travaux utiles, les travaux relatifs à la salubrité.

Le sous-sol de vos rues devrait être sillonné d'égouts, vos pavés devraient être inondés d'eau, de cette eau qui coûte si peu à la compagnie. Surtout les habitants devraient boire *une eau salubre.*

Etudiez donc à nouveau cette question fondamentale des eaux de la ville.

Voyez ce que vos conventions imposaient aux concession-naires et ce qu'ils ont donné.

Voyez s'il est opportun qu'une grande ville de 24,000 habi-tants boive une eau manifestement infectée ; que des fièvres graves existent à l'état endémique parmi nous ! que dix, vingt, trente et plus de nos concitoyens payent chaque année de leur vie cette mauvaise qualité des eaux

Et si les finances le permettent, si la ville n'est pas obérée à ce point qu'elle n'ait plus qu'à se résigner, obviez à ce triste état de choses ; vous aurez ainsi bien mérité de la cité.

Dr RANQUE.

Nevers, mai 1884.

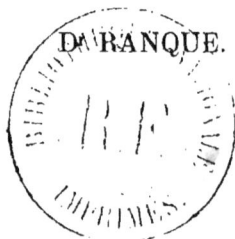

Nevers, Imp. FAT. G. VALLIÈRE, succ'.

345